AF467449

ÉTUDE EXPÉRIMENTALE

DE

L'ACTION DE QUELQUES AGENTS CHIMIQUES

SUR LE DÉVELOPPEMENT DU

BACILLE DE LA TUBERCULOSE

PAR

Le Docteur P. VILLEMIN

Ancien interne lauréat des Hôpitaux
Prosecteur à la Faculté

PARIS
G. STEINHEIL, ÉDITEUR
2, RUE CASIMIR-DELAVIGNE, 2

1888

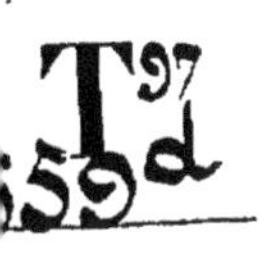

ÉTUDE EXPÉRIMENTALE
DE
L'ACTION DE QUELQUES AGENTS CHIMIQUES
SUR LE DÉVELOPPEMENT DU
BACILLE DE LA TUBERCULOSE

IMPRIMERIE LEMALE ET Cie, HAVRE

ÉTUDE EXPÉRIMENTALE

DE

L'ACTION DE QUELQUES AGENTS CHIMIQUES

SUR LE DÉVELOPPEMENT DU

BACILLE DE LA TUBERCULOSE

PAR

Le Docteur P. VILLEMIN

Ancien interne lauréat des Hôpitaux
Prosecteur à la Faculté

PARIS
G. STEINHEIL, ÉDITEUR
2, RUE CASIMIR-DELAVIGNE, 2

1888

ÉTUDE EXPÉRIMENTALE

DE

L'ACTION DE QUELQUES AGENTS CHIMIQUES

SUR LE DÉVELOPPEMENT DU

BACILLE DE LA TUBERCULOSE

INTRODUCTION

Il y avait plus de quinze ans que la virulence de la tuberculose était démontrée, lorsqu'une technique spéciale de coloration permit à Koch de voir que cette maladie terrible à laquelle l'espèce humaine paye un tribut de plus en plus lourd était due à un organisme unicellulaire, à un infiniment petit. Il y avait plus de quinze ans que l'expérimentation avait fait voir que ni l'âge, ni les variations atmosphériques, ni la putréfaction, ni la dessiccation n'arrivaient à éteindre la virulence des crachats et des tissus tuberculeux.

Pendant ce temps Pasteur avait achevé d'édifier son immortelle théorie des germes. Pour plusieurs d'entre eux, on connaissait déjà une résistance aux agents modificateurs jusqu'alors inconnue chez les êtres doués de vie. Dès 1873, Davaine expérimentait l'action de divers antiseptiques sur une bactérie pathogène qu'il venait de découvrir ; il s'adressa précisément à une espèce très sensible relativement aux autres à l'égard des traitements qu'on lui fait subir ; et néanmoins il constata dans la bactéridie charbonneuse une vitalité que les substances chimiques arrivent difficilement à anéantir.

Lorsque le microscope eut montré la nature parasitaire de la tuberculose, la lumière fut faite au sujet de la résistance de ce virus infectieux. Bon nombre de bactéries pathogènes ou non pathogènes avaient été découvertes avant le bacille et l'on savait déjà que des températures élevées dépassant l'ébullition de l'eau, ou des agents chimiques en solution concentrée et mis en contact prolongé, étaient seuls capables de les détruire. Le froid même très intense, l'humidité, la dessiccation, un grand nombre de solutions salines, les sucs digestifs même étaient impuissants à entraver leur faculté de reproduction.

Avant d'aller plus loin nous tenons à exprimer toute notre reconnaissance pour tous nos maîtres des hôpitaux dont nous avons successivement été l'élève, MM. Ball, Bucquoy, Lannelongue, Périer, Panas, Verneuil, Moizard, Segond, Prengrueber, Jalaguier.

Que M. le Professeur Verneuil veuille bien recevoir tous nos remerciements, pour l'honneur qu'il nous a fait en acceptant la présidence de notre thèse. Nous ne saurions d'autre part oublier ceux qui nous ont prodigué leurs conseils dans la carrière des concours, M. Quénu et nos amis Tuffier et Ricard.

M. Dujardin-Beaumetz a eu l'extrême obligeance de nous prêter pour nos expériences les appareils à incubation de son laboratoire ; nous lui en exprimons toute notre gratitude, ainsi qu'à notre excellent ami Dubief dont nous avons souvent mis à l'épreuve l'inépuisable complaisance.

PREMIÈRE PARTIE

Quoique venu un des derniers dans l'ordre des découvertes microbiologiques, le bacille de la tuberculose a été rapidement trouvé dans toutes les lésions qu'il entraîne, isolé et cultivé. Mais si l'on a poussé très loin l'étude de la partie anatomo-pathologique de son histoire, les difficultés de détail qui entourent sa culture en dehors de l'organisme ont arrêté momentanément le zèle des bactériologistes. Il y a encore un autre écueil à ce genre de recherches, c'est la longueur des expériences. La culture du bacillus anthracis se fait en vingt-quatre heures et donne lieu à un nuage qui s'épaissit et tombe en flocons épais au fond du bouillon de culture douze heures après : inoculez ce produit à un lapin et trente-six heures d'incubation, quarante-huit au plus suffisent pour tuer l'animal. En ce qui concerne le bacille de la tuberculose, trois semaines sont nécessaires pour sa culture et après inoculation aux animaux il faut attendre un mois, deux mois, parfois trois mois et plus pour assister à leur mort.

La longueur de toutes ces opérations nous a fait chercher une méthode, d'ailleurs applicable à toutes les bactéries pathogènes, qui permit d'abréger toutes ces recherches. La première idée qui vient à l'esprit lorsqu'on veut étudier les modifications que subit un microbe en présence de substances chimiques diverses, c'est d'inoculer le parasite à un animal et de donner à ce dernier le produit à expérimenter soit par la voie digestive, soit par la voie sous-cutanée, soit par la voie intraveineuse. Évidemment c'est là le procédé le plus parfait, quoiqu'il soit encore entaché d'erreurs , car il y a lieu de tenir compte des réciptivités variables des animaux pour le parasite, des lésions locales ou générales qu'entraîne l'introduction dans l'organisme d'un corps chimique qui agit sur les propriétés vitales des tissus. Ce moyen a en outre l'immense avantage suivant : quelles que soient les métamorphoses que subissent les agents chimiques au contact des humeurs, quels que soient leurs produits de décomposition finale, ils agissent directement dans le milieu organique soit par eux-mêmes, soit par leurs dérivés. Si par cette méthode on arrivait d'emblée à détruire le micro-organisme partout où il se loge, on aurait atteint du premier coup le but cherché. Mais la chimie n'a pas encore pu isoler les produits de sécrétion de tous les microbes pathogènes, produits qui semblent, comme nous le verrons plus loin, être pour certaines espèces bactériennes une cause d'arrêt de développement, une sorte de poison mortel pour les nouvelles générations microbiennes. Tant qu'on n'aura pas fait l'analyse fort délicate d'ailleurs de ces produits doués de la curieuse propriété de conférer l'immunité, la question restera en suspens. Nous pensons que le hasard seul ou des considérations d'analogie nous révéleront les agents qui détruisent les parasites pathogènes ou tout au moins arrêtent leur multiplication.

Or comment expérimenter sur les animaux toute la série des corps chimiques qui composent les collections des laboratoires ? Comment arriver par tâtonnement à trouver les doses qui conviennent pour le but cherché ? Pour chaque produit il faudrait au moins vingt animaux en expérience et nous avons dit plus haut qu'en fait de tuberculose plusieurs semaines sont nécessaires pour avoir un résultat certain. Cette marche est donc impossible à suivre et puisque nous pouvons maintenant, grâce aux perfectionnements de la technique bactériologique, cultiver la plupart des microbes dans des milieux artificiels, *in vitro*, nous pensons que c'est par là que doit débuter toute expérience.

Ce premier pas une fois franchi, il est permis d'éliminer tout de suite une grande quantité de corps chimiques qui n'entravent en rien le développement de la bactérie cultivée. Il ne reste plus alors qu'un nombre restreint de substances qui ont arrêté toute prolification ; parmi celles-ci, il est tout naturel de choisir celles dont les doses minima ont été effectives ; on les fait alors absorber à des animaux malades après avoir déterminé sur des animaux sains leur degré de toxicité. C'est seulement à cette seconde phase de l'expérience que l'on pourra juger si l'administration continue et répétée de l'agent chimique donne lieu à une intoxication chronique nuisible ou préservatrice ; on déterminera le temps que l'on devra mettre entre le moment de l'inoculation et celui où l'on commencera à donner aux animaux le corps à expérimenter. On s'assurera que la substance employée reste telle quelle dans le sang et les produits d'élimination, ou bien qu'elle y est modifiée, sous quelle forme on la retrouve et si sous cette forme elle est susceptible d'agir tout comme le corps dont elle dérive.

Comme on le voit, le problème est complexe ; il comprend deux parties : une expérience dans un milieu inerte, une expérience dans un milieu vivant. Il serait assurément illusoire d'assimiler un animal à son poids de bouillon et de conclure des doses nécessaires à stériliser celui-ci aux doses suffisantes pour guérir celui-là, car l'être vivant se défend et le bouillon reste inerte ; la lutte est même presque toujours au début au moins égale entre les deux adversaires et on peut supposer que la moindre intervention, si elle est faite à temps, suffit à décider du résultat.

Loin de nous la prétention de vouloir indiquer un traitement de la tuberculose, le temps nous a même manqué pour remplir la deuxième partie de notre programme à savoir l'étude des agents chimiques sur les animaux malades. L'eussions-nous fait que nous ne voudrions encore rien en conclure en ce qui concerne la thérapeutique. Nous n'avons fait qu'ébaucher l'étude de la première étape, celle qui consiste à éliminer une série de produits sans action sur le bacille et à attirer l'attention sur quelques-uns de ceux qui arrêtent ou contrarient son évolution. Ce n'est qu'une page de la biologie du bacille de la tuberculose.

La recherche de l'influence que peuvent exercer les antiseptiques ou autres produits chimiques sur les bactéries pathogènes peut-elle aboutir à un résultat pratique, en d'autres termes, peut-on trouver des agents susceptibles d'anéantir la vitalité des parasites ? Non, répond Koch ; les antiseptiques sont impuissants à détruire les microbes et s'ils arrivent parfois à tuer les bactéries adultes, ils ne peuvent rien contre leurs germes. Tout le monde sait en effet que les spores étant pour les bactéries un moyen de conservation résistent beaucoup mieux aux agents physiques et chimiques que les organismes qui leur ont donné naissance. Mais il est curieux de voir le préconisateur de la stérilisation par chauffage discontinu admettre la résistance indéfinie des germes. Koch chauffe un liquide putrescible à 100° quelques minutes pendant plusieurs jours de suite et le liquide peut, après, se conserver indéfiniment à l'abri de l'air ; il explique ce mode d'action de la chaleur à 100°, température à laquelle résistent les spores, par l'hypothèse suivante : les spores respectées par un premier chauffage germent, donnent des bactéries adultes qui sont tuées par une seconde ébullition ; plusieurs autres opérations semblables finissent par stériliser le milieu en anéantissant les bactéries au fur et à mesure de leur éclosion. Des températures même bien plus basses suffisent, puisqu'il a réussi à stériliser le sérum sanguin par chauffage discontinu à 58°. Le même raisonnement est applicable, selon nous, à l'action des agents chimiques. Rien n'empêche de supposer qu'une certaine dose de principe actif détruise aujourd'hui toutes les bactéries adultes en laissant intactes les spores ; celles-ci passant à leur tour à l'état adulte succombent sous l'action continuée de la substance administrée et ainsi de même des générations successives.

En chirurgie on emploie les antiseptiques à un degré de concentration suffisant pour arrêter toute prolification des micro-organismes, mais dans des conditions telles que l'absorption ne puisse introduire dans l'économie une quantité de médicament capable de produire l'intoxication. Par contre, lorsque l'agent infectieux a pénétré dans l'intimité de l'organisme, il faut pour l'atteindre imprégner toute l'économie d'une substance antiseptique qui est capable d'altérer autant les cellules des tissus que les cellules des ferments et qui risque de tuer le malade avant de tuer le microbe. C'est là la grosse objection que l'on a faite à ces tentatives expérimentales. Il est facile d'y répondre même en restant sur le terrain clinique, mieux encore en se basant sur les expériences de bactériologie. Nous connaissons certaines substances inoffensives pour l'homme et nuisibles pour certains microbes. Ainsi l'oxygène empêche la vie de tout une catégorie de ferments, les êtres anaérobies. D'autres vivent dans des solutions de quinine, de sels d'arsenic, d'antimoine, etc. Le mercure guérit la syphilis sans tuer les syphilitiques et le sulfate de quinine arrête un accès de fièvre intermittente sans empoisonner le malade.

Est-ce aux agents chimiques que nous devons nous adresser pour trouver la solution du problème? Deux ordres de faits nous portent à le croire : l'immunité pour certaines maladies infectieuses conférée par les produits solubles d'élimination des microbes eux-mêmes ; en second lieu la sensibilité de certains organismes inférieurs aux conditions de milieu qui leur sont créées.

Depuis quelques temps la microbiologie s'occupe

beaucoup des produits d'élimination des microbes : on cherche dans les ptomaïnes qu'on leur attribue l'explication des immunités acquises par des vaccinations préventives diverses. Comme le fait très bien remarquer Duclaux tous ces produits fabriqués par les microbes ou éliminés par eux sont inattaquables par les êtres qui les ont faits. Ils gênent leur fonctionnement et peuvent à leur égard être considérés comme des paralysants. Ainsi l'alcool dérivé de la levûre, l'acide phénique dérivé de certains ferments putrides arrêtent le développement des organismes qui les ont formés. Ce ne sont d'ailleurs pas seulement des antiseptiques vis-à-vis des cellules qui les ont créés, mais aussi à l'égard d'autres êtres présentant des conditions d'existence et de multiplication analogues.

Dans ses travaux sur le choléra des poules, Pasteur a montré que la pullulation du coccus dans le bouillon de poulet s'arrête au bout de peu de jours, quoique les matériaux nutritifs y soient encore en grande abondance. Ce liquide de culture filtré sur porcelaine, c'est-à-dire privé de tout germe vivant et inoculé à l'animal lui donne une sorte de torpeur fugace qui simule tout à fait la maladie. Il semble que l'animal soit sous l'influence d'un alcaloïde narcotique.

Charrin retarde la mort chez les lapins qu'il inocule avec le microbe du pus bleu, lorsque l'animal a reçu de fortes doses du liquide où a vécu le bacille pyocyanogène.

Enfin Roux et Chamberland sont arrivés, dans ces derniers temps, à donner une immunité complète à l'égard de la septicémie à l'aide des substances solubles fabriquées par le vibrion septique. Ce vibrion, décrit par Pasteur, Joubert et Chamberland, est un être anaérobie qui se cultive dans le bouillon rendu légèrement alcalin en donnant naissance à des volumes égaux d'hydrogène et d'acide carbonique. Après trois ou quatre jours la culture et le dégagement gazeux s'arrêtent, et le développment du vibrion paraît suspendu. Le liquide de culture filtré et ensemencé ne se peuple plus. Est-ce par défaut de substance nutritive ou par accumulation de produits toxiques pour ce vibrion? L'expérience va répondre. Si plusieurs doses de ce liquide stérilisé à 110° et par conséquent dépourvu de tout germe vivant, sont injectées dans le péritoine de cobayes, ceux-ci résistent à une inoculation virulente ultérieure tandis que les animaux témoins meurent en dix-huit heures. Le même résultat s'obtient en filtrant sur porcelaine la sérosité qui s'écoule du tissu cellulaire et des muscles des cobayes ayant succombé à cette septicémie presque foudroyante ; le liquide dépourvu d'éléments figurés confère l'immunité. Et les auteurs concluent qu'il ne faut pas désespérer de trouver pour une maladie des « vaccins chimiques ». Si la chimie pouvait obtenir ces substances vaccinales à l'état de pureté, il suffirait d'en introduire dans l'économie de très faibles quantités comme on le fait pour les alcaloïdes très actifs.

Plus récemment encore Chantemesse et Widal ont de même rendu des souris réfractaires au bacille de la fièvre typhoïde en leur injectant quelques centimètres cubes d'une culture de bacille typhique où tous les microbes ont été tués par la chaleur.

Nous allons trouver dans l'intéressant travail de Raulin sur l'aspergillus niger une éclatante démonstration de la sensibilité remarquable des infiniment petits à l'égard des substances chimiques. Raulin avait choisi l'aspergillus à cause de son facile développement et son abondante prolification ; par une série de tâtonnements il était arrivé à lui fournir un liquide de culture ne contenant pas trace de matière organique et fait d'eau distillée et d'une série de divers sels dont la formule est bien connue. Or la suppression de sept centigrammes de sulfate de zinc dans quinze cents grammes de liquide, réduit la récolte d'aspergillus au dixième. Si l'on ajoute au liquide nourricier un seize cent millième de nitrate d'argent la végétation s'arrête ; elle ne peut commencer dans un vase d'argent, bien que la chimie soit presque impuissante à montrer qu'une portion quelconque de la matière du vase se dissout dans le liquide. La plante accuse par son arrêt de développement $\frac{1}{500000}$ de sublimé, $\frac{1}{8000}$ de bichlorure de platine, $\frac{1}{240}$ de sulfate de cuivre. Et, ainsi que l'ajoute Duclaux, supposons que l'aspergillus soit un parasite humain pouvant exister et se développer dans l'organisme en l'envahissant tout entier, la quantité de nitrate d'argent nécessaire pour l'empêcher de vivre dans le corps d'un homme serait seulement de soixante milligrammes. Un parasite se développant surtout dans le sang comme la bactérie charbonneuse et aussi sensible que l'aspergillus à l'action du nitrate d'argent n'exigerait pas plus de cinq milligrammes de son toxique. Tous les microbes ont des besoins spéciaux, des substances qu'ils préfèrent et d'autres qu'ils redoutent ; cela est heureux, car avec les ressemblances qui existent entre les cellules des microbes et celles du corps humain, on aurait pu craindre que l'aliment ou le poison des unes fût aussi l'aliment ou le poison des autres. Il n'en est pas ainsi ; telle médication peut tuer le virus, telle autre le malade.

Il n'est pas d'ailleurs nécessaire que les tissus constituent un terrain stérile à la façon d'un milieu de culture ; car nous avons un auxiliaire dans l'organisme qui réagit et nous ne l'avons point dans un milieu inerte ; c'est encore là un facteur dont l'expérimentation seule apprendra à tenir compte.

HISTORIQUE

Soumettre les bactéries à l'action de modificateurs variés n'est pas une idée neuve. En 1872, Dougall mesure le pouvoir antiseptique de quelques agents chimiques sur le jus de viande et l'infusion de foin laissés à l'air libre ; Onimus cherche les substances capables de détruire l'action virulente des matières organiques septicémiques.

Davaine, le premier, en 1873, appliquait cette méthode à une espèce bien déterminée, la bactéridie charbonneuse ; l'année suivante il expérimentait le même procédé sur le virus de la septicémie.

Puis viennent les essais de stérilisation par des substances variées de Demarquay, de Cabot sur les germes de la putréfaction, de Baxter sur le vaccin et la morve, de Krajewski sur les bactéries de la septicémie du lapin.

En 1881 parut un travail très complet de Jalan de la Croix sur l'action d'un grand nombre d'agents chimiques : il exposait simplement à l'air deux bouillons de culture, l'un tel quel, l'autre additionné de divers antiseptiques ; il jugeait de leur valeur par la dose minima qui empêchait dans ce bouillon tout développement d'êtres vivants. La même année Gosselin et Bergeron essayaient d'entraver la fermentation putride du pus et du sang. Puis Marcus et Pinet reprennent un certain nombre d'expériences sur les bactéries de la putréfaction. Enfin Miquel publie ses intéressantes recherches sur les organismes vivants de l'atmosphère et classe en diverses catégories un nombre considérable de substances chimiques selon leurs propriétés antiseptiques.

Jusque-là presque tous les auteurs n'avaient visé que les germes contenus dans des liquides putrescibles ou venus de l'atmosphère ambiante ; d'où un certain nombre de résultats contradictoires, l'action des antiseptiques variant selon que le hasard avait amené dans le liquide en expérience telle ou telle espèce microbienne. Mais les procédés d'isolement des bactéries avaient fait des progrès, et à partir de cette époque les recherches se localisent à l'étude de certains microbes en particulier. Arloing, Cornevin et Thomas, en 1882, font l'essai de nombreux antiseptiques pour atténuer la virulence du charbon symptomatique. Sternberg étudie leur action sur le micrococcus du pus, de la septicémie du lapin et sur le bacterium termo. Chauveau et Arloing traitent le microbe de la septicémie gangréneuse par vingt-cinq antiseptiques variés. Enfin tout dernièrement Chantemesse et Widal d'une part, et G. Pouchet de l'autre, entreprennent le même travail sur le bacille de la fièvre typhoïde. La communication de M. le Professeur Bouchard sur le naphtol contient l'étude de son action sur des espèces de schyzophytes bien déterminées.

En ce qui concerne le bacille de la tuberculose les expériences ont été de deux ordres : les premières, de beaucoup les plus nombreuses, ont consisté dans le traitement des crachats de phthisiques par divers agents chimiques ;

après un contact prolongé pendant un temps déterminé, le mélange de crachats et du produit expérimenté était injecté à des animaux chez lesquels on constatait ensuite les lésions ou l'intégrité des viscères. Nous nous réservons de revenir avec détail sur les secondes.

En 1883, Vallin expose aux vapeurs d'acide sulfureux des bandelettes imbibées de crachats tuberculeux. Parrot et H. Martin essayent sur le tubercule l'acide salicylique, le sulfate de quinine, le sublimé, l'acide phénique, l'eau bromée, l'eau oxygénée à doses thérapeutiques et d'ailleurs sans aucun succès ; tous leurs animaux meurent sans exception.

En 1884, Franck prend de l'eau dans laquelle ont macéré pendant vingt-quatre heures des fragments de poumon tuberculeux et qui contient des bacilles en grand nombre : il y ajoute soit $\frac{1}{1000}$ de pepsine seule, soit $\frac{1}{2000}$ de pepsine avec $\frac{1}{1000}$ d'acide chlorhydrique, soit $\frac{1}{1000}$ d'acide chlorhydrique seul, soit $\frac{3}{1000}$ de bile de bœuf. Ces quatre dernières préparations sont injectées au bout de six heures de contact dans la cavité péritonéale de lapins et de cobayes : tous les animaux meurent tuberculeux au bout de six semaines.

Coze et Simon, dans une première série d'expériences mélangent quarante centigrammes environ de crachats avec du bichromate de potasse, du sublimé, de la créosote, de l'eucalyptol, de l'hydrogène sulfuré en solution ; puis après quarante-huit heures de contact font l'injection à des cobayes au niveau de l'aine. Le sublimé et la créosote semblent avoir entravé l'évolution tuberculeuse. Dans une deuxième série, ils injectent tous les jours à des animaux inoculés des antiseptiques dissous de manière à réduire le plus possible l'irritation locale : l'hélénine, le sublimé, l'eucalyptol, le benzoate de soude, l'arséniate de soude, la créosote, le sulfure de sodium, le thymol, l'hydrogène sulfuré ne donnent que des résultats négatifs au point de vue de la destruction des bacilles. La tuberculose étant en pleine évolution, ils ont essayé de l'enrayer par le permanganate de potasse, le sulfure de sodium, le thymol, sans y réussir d'avantage. Ces deux auteurs n'indiquent d'ailleurs pas dans leur mémoire les doses des substances employées.

Lajoue rend tuberculeux des cobayes par inhalation d'un mélange de crachats avec divers désinfectants : l'iode, le permanganate de potasse, l'acide phénique, la créosote et l'eau oxygénée à divers degrés de dilution, n'ont dans aucun cas entravé le processus tuberculeux.

Schill et Fischer, ont fait de très nombreuses expériences sur les crachats desséchés et non desséchés : chaque fois ils se sont assuré par le microscope de la présence des bacilles ; ils ont fait l'autopsie d'environ deux cents animaux. De vieux crachats desséchés mélangés avec le sublimé, l'acide phénique, l'ammoniaque, la lessive de soude, l'iodure de potassium, les vapeurs d'iode, n'ont point déterminé de tuberculose expérimentale. Avec l'acide arsénieux un animal sur deux a succombé ; avec l'iodoforme deux sur deux ont eu tous les viscères parsemés de tubercules. Les crachats frais non desséchés semblent plus virulents : mélangés avec la créosote, le thymol, la naphtaline, le bromure de potassium, l'eau bromée, l'eau iodée, l'iodoforme dissout dans l'huile ou dans l'essence de térébenthine, l'acide phénique à 1 et 2 %, le sublimé à $\frac{1}{5000}$ et $\frac{1}{1000}$ ils ont donné lieu à la mort des animaux presque aussi rapidement que les témoins. La solution saturée d'acide salicylique, l'acide acétique concentré, l'huile d'aniline, l'acide phénique en solution forte, ont dans la plupart des cas été plus efficaces.

Niepce a mis pendant dix minutes des crachats de tuberculeux dans une salle d'inhalation d'Allevard à 30° et les a injectés à des lapins constatés indemnes deux mois après.

Sormani et Brugnatelli, en 1885, ont suivi la même voie que les autres allemands cités plus haut : l'iodure d'argent, l'iodure d'éthylène, l'huile de foie de morue, l'eau bromée, le bromure de camphre, l'aluminium porphyrisé, le sulfophénate de zinc, le benzoate de soude, la naphtaline monobromée, le bornéol, le bisulfate de quinine, l'alcool absolu, l'ozone, l'iodure de méthyle, l'eucalyptol, le chlorure d'or, le chlorure de platine, n'ont eu aucune action sur le bacille ; les animaux inoculés avec les mélanges sont tous morts tuberculeux ; l'iodure de propyle, l'iodure d'éthyle, le chlore gazeux, le salicylate de méthyle, l'hélénine et l'iode ont donné des résultats incertains. Mais les auteurs italiens classent dans l'ordre suivant, du moins au plus actif, l'acide lactique, l'acide camphorique, le camphre, le bromure d'éthyle, le naphtol B, l'essence de térébenthine, le chlorure de palladium la créosote, le napthol A, l'acide phénique et le bichlorure de mercure. Avec ces derniers les crachats sont devenus inoffensifs.

Chabannes et Perret ont mêlé l'eucalyptol aux crachats et obtenu des généralisations tuberculeuses chez tous leurs animaux.

Enfin Rovsing inocule dans la chambre antérieure de l'un et l'autre œil d'un animal des parcelles de tissu tuberculeux mélangées ou non avec de la poudre d'iodoforme : le développement de la tuberculose se fit plus rapidement dans le premier que dans le second cas.

Gosselin (de Caen) ne réussit qu'à retarder la mort des animaux tuberculeux en pratiquant des injections quotidiennes de sublimé et d'iodoforme.

L'étude de l'action des agents chimiques sur les cultures du bacille de la tuberculose n'a encore été faite, du moins à notre connaissance, que par cinq auteurs. Korab a expérimenté sur une substance, l'hélénine, Pilatte sur neuf, Filleau et Petit sur sept, H. Martin sur l'acide fluorhydrique, le professeur Bouchard sur le naphtol.

Korab, en 1882, constata que sur dix tubes contenant du sérum et inoculés avec du tubercule, trois restèrent stériles grâce à la présence de l'hélénine. Dans cette brève communication à l'Académie des sciences, il n'est fait mention ni de la nature du produit inoculé, ni de la durée d'incubation des tubes, ni de l'aspect des cultures.

Pilatte, en 1885, fit le premier travail sérieux sur ce sujet ; ses recherches ont porté sur l'acide phénique, la créosote, l'acide borique, le sublimé, l'iodure mercurique, le thymol, l'iode, l'hydrogène sulfuré et l'hélénine. Nous pourrions relater ici les doses que l'auteur a considéré comme suffisantes ou insuffisantes pour empêcher le développement ou détruire la virulence des cultures ;

mais certains détails de technique qu'il indique au début de sa thèse, nous laissent quelques doutes sur la valeur des résultats. Pilatte préfère les étuves sèches aux étuves humides ; il trouve que dans ces dernières « la culture s'arrête ou est déviée vers la putréfaction ». Il emploie pour chauffer son étuve, qui est faite de deux boîtes en fer-blanc invaginées l'une dans l'autre, une veilleuse, et il trouve à la rigueur suffisant de maintenir la température entre 32° et 40°. Il colore les produits de ses cultures avec le réactif Ehrlich-Weigert, mais trouve inutile de décolorer par l'acide azotique, ce qui cependant est le seul procédé pour différencier le bacille tuberculeux des autres schyzomycètes de la préparation.

Filleau et Petit se sont servi de la gélose glycérinée : ils constatent qu'il y a très peu à espérer de l'action de l'eucalyptol, du thymol, de l'iodoforme et du chloroforme, l'acide sulfureux et le sulfite neutre de sodium retardent la végétation du microbe. Mais, selon eux, le meilleur agent thérapeutique est l'acide phénique ; seulement ils l'emploient à la dose énorme de huit centigrammes par centimètre cube de gélose ; il est permis de douter que le milieu de culture reste alcalin ou même neutre avec de semblables proportions d'acide ; or les bactéries pathogènes et le bacille de la tuberculose en particulier ne peuvent vivre que dans un milieu légèrement alcalin.

H. Martin s'est mis dans d'excellentes conditions expérimentales pour déterminer la valeur microbicide de l'acide fluorhydrique. Dans tous les ballons de bouillon glycériné où cet acide a dépassé la proportion de $\frac{1}{20\,000}$ les germes tuberculeux ont été détruits. Malheureusement l'auteur ajoute : si le liquide au lieu de rester acide devient neutre ou alcalin, la prolifération devient très forte et même supérieure à celle des ballons témoins. Ce qui tend à faire croire que le produit employé n'a agi qu'en tant qu'acide et non comme composé du fluor pour arrêter l'évolution de la culture.

Enfin le professeur Bouchard a montré qu'à la dose de trente-trois centigrammes pour mille de substance nutritive, le naphtol entrave un peu la germination du bacille de la tuberculose.

TECHNIQUE

Nous pensons qu'en pathologie expérimentale et surtout en bactériologie, il n'est point de minces détails de technique, toutes les petites manipulations de laboratoire ont leur importance ; c'est ce qui nous a engagé à entrer dans une description qui paraîtra un peu longue et minutieuse, des procédés dont nous nous sommes servi.

Koch avait indiqué le sérum gélatinisé comme le seul terrain où le bacille pouvait vivre en dehors de l'organisme. Nous avons tenté de faire de ce sérum en suivant scrupuleusement le mode opératoire décrit par lui et nous avouons humblement avoir complètement échoué.

C'est alors que parut la communication de MM. Nocard et Roux sur la facilité avec laquelle se développe le microbe de la tuberculose dans les milieux de culture ordinaires liquides ou solides, si l'on a soin d'y ajouter de la glycérine. Il est inutile de rappeler ici tous les avantages de cette méthode qui a permis à la culture du bacille de sortir de l'enceinte des laboratoires munis de l'outillage le plus perfectionné et qui réunit la simplicité, la facilité et surtout, ce qui est à considérer dans le cas particulier, la rapidité.

Nos milieux de culture ont donc été confectionnés avec le bouillon de bœuf peptonisé et la gélose. Nous avons ajouté huit pour cent de glycérine pure et l'alcalinité du mélange a toujours été vérifiée avec soin. Une fois filtré et réparti dans les tubes, l'agar glycériné a été stérilisé au poêle à vapeur pendant une demi-heure et cela durant trois jours de suite. Avant de leur faire subir une dernière stérilisation à la vapeur d'eau, nous y avons incorporé l'agent chimique à étudier.

En général nous avons consacré six tubes d'agar à l'étude de chacun d'entre eux. A l'aide d'une balance sensible nous avons pesé des quantités décroissantes pour chaque corps chimique ; le plus souvent nous nous sommes arrêté aux doses de cinq, deux, un centigramme et cinq milligrammes. Comme d'autre part chacun de nos tubes contenait en moyenne cinq grammes de gélose nutritive, nous avions ainsi approximativement des solutions au centième, aux deux centièmes, aux cinq centièmes, et au millième.

Pour les liquides nous avons agi un peu différemment ; à l'aide d'un compte goutte donnant vingt gouttes au gramme, nous avons laissé tomber un nombre variable de gouttes dans l'agar-agar glycériné. Le même procédé a été mis en œuvre pour un certain nombre de corps solides qui ont été dissous dans de l'eau stérilisée, afin d'avoir des doses inférieures à cinq milligrammes pour lesquelles l'emploi de la balance devient par trop sujet à erreurs.

Après avoir reçu les agents à expérimenter, les tubes ont été stérilisés une dernière fois et refroidis de façon à avoir une surface de gélose inclinée. Un certain nombre d'entre eux n'ont pu subir cette dernière stérilisation, lorsque nous avons essayé des liquides volatils ayant un point d'ébullition inférieur à celui de l'eau. Pour tous les autres nous pouvions espérer avoir tué les germes divers contenus dans les liquides, mêlés aux poudres ou déposés sur les cristaux ; pour les tubes contenant les liquides volatils nous avons, après inoculation à l'aide de culture pure de tuberculose, ouvert à nouveau leur bouchon de ouate avec les précautions d'usage et toute la rapidité possible ; nous laissions tomber les gouttes médicamenteuses au fond du tube, à la partie la plus déclive, mais sans les faire couler sur l'agar et surtout sur le point d'ensemencement. L'expérience nous a montré que rarement ces quelques gouttes quoique non stérilisées ont donné naissance à des microbes vulgaires ; d'ailleurs la rapidité d'apparition de ces derniers et surtout l'aspect caractéristique de leurs cultures ont toujours permis de juger à première vue de la contamination du tube à rejeter.

Pour éviter de répandre dans l'étuve à incubation les vapeurs de ces liquides volatils qui auraient pu gagner les autres tubes bouchés simplement à l'ouate, il a suffi du petit artifice suivant : les bourres de ouate ont été enfoncées dans le tube, un bouchon de liège mis à son orifice et toute l'extrémité plongée dans la paraffine fondue : de cette façon les joints et les perforations accidentelles du liège ont été obturés et toute dissémination de vapeur est devenue impossible.

Enfin pour les quelques gaz qui ont été essayés, il fut procédé ainsi : le gaz était lavé à l'eau ; dans certains cas il traversait une solution de potasse destinée à absorber des gaz étrangers, le chlore par exemple dans la production d'oxygène à l'aide du bioxyde de manganèse et du chlorate de potasse ; ensuite il filtrait à travers un tube d'une dizaine de centimètres environ contenant de la ouate stérilisée par flambage et sortait finalement par un tube de verre également flambé avant chaque opération. Le tube d'agar inoculé était ouvert et le gaz y pénétrait en s'y mélangeant d'ailleurs toujours avec une certaine quantité d'air ; une fermeture hermétique était obtenue à l'aide d'un bouchon en caoutchouc.

L'ensemencement à été fait par strie sur l'agar incliné avec de la culture prise sur la pointe du fil de platine en quantité aussi égale que possible pour chaque tube. Toutes les inoculations ont été faites avec la même culture pure d'un développement luxuriant qui nous a été obligeamment donnée par notre ami Gilbert.

Les tubes ont été mis dans deux étuves de d'Arsonval à régulateur à membrane et chauffées à 38°. Nous avons pris ce moyen terme qui est entre la température de 37° donnée par Koch et celle de 39° préconisée par Nocard et Roux. La durée d'incubation a été en moyenne de vingt à trente jours. Malheureusement le temps nous a manqué pour une dernière série de tubes qui n'ont eu que dix jours d'étuve. Selon Nocard et Roux ce temps serait suffisant lorqu'on cultive le bacille de la tuberculose sur les bouillons glycérinés. Mais n'oublions pas que nous avons ici des milieux modifiés où les conditions d'existence du micro-organisme changent; on peut d'ailleurs fort bien comprendre que l'influence des agents chimiques mis en expérience ne se traduise que par un simple retard dans le développement du bacille sans entraver son arrêt. Aussi signalerons-nous en passant les substances auxquelles ces restrictions s'appliquent et nous espérons pouvoir être ultérieurement fixés à cet égard.

Notons que toutes les inoculations ont été faites avec la même culture, et en cela nous nous sommes conformé aux règles qu'à tracées Duclaux dans l'emploi des antiseptiques au sujet des bactéries : toujours il est indispensable afin que les expériences soient comparables de déterminer la nature du liquide organique qu'on veut maintenir stérile, la réaction acide ou alcaline, sa composition centésimale, la température à laquelle on le conserve, l'espèce de microbe contre laquelle on veut le protéger et enfin l'état de la semence qui ne peut être indifféremment jeune ou vieille, formée de spores ou d'adultes. Car le degré de résistance variera selon que les bactéries sortiront d'un milieu défavorable ou d'un milieu défectueux. La présence de l'antiseptique gêne leur évolution et les micro-organismes sortent de là affaiblis, parfois assez atteints pour que leurs caractères morphologiques aient changé.

Enfin on connaît les intéressantes recherches de Kossiakoff qui, pour la bactéridie charbonneuse et trois autres microbes non pathogènes, a démontré en faisant agir sur eux le borax, l'acide borique et le sublimé que les organismes inférieurs soumis à l'action d'un antiseptique à doses graduellement croissantes acquièrent la faculté de vivre et de se développer dans des solutions de ces antiseptiques qui arrêtent l'évolution des mêmes organismes non acclimatés.

DEUXIÈME PARTIE

Nous avons expérimenté environ cent vingt corps chimiques et inoculé plus de sept cents tubes à culture.

L'essai d'un certain nombre de produits nous a été interdit à cause de la constitution de nos milieux nutritifs. En effet les peptones précipitent par le chlore, le tannin, les chlorures de mercure, les sels d'or et de platine. Le sel marin, introduit dans le bouillon, précipite les sels d'argent. Voilà donc trois antiseptiques puissants, le sublimé et le nitrate d'argent d'une part et de l'autre le tannin dont les expériences de Raymond et Arthaud ont montré la valeur au sujet de la tuberculose, qu'il nous a été impossible d'étudier.

Un certain nombre de corps mis en contact avec la gélose glycérinée l'ont liquéfiée, comme l'acide arsénique, l'acide lactique, l'acide tartrique ; d'autres ont produit un précipité abondant soit à la surface comme le brôme et le sulfure de carbone, soit dans toute la masse comme le silicate de potasse, le perchlorure et le sulfate de fer, le chlorure de palladium.

Enfin nous ne pouvons donner aucun résultat au sujet de l'acide phénique, du camphre, de la naphtaline, du naphtol, de l'huile d'aniline, du thymol, du salicylate de soude, du sulfate de quinine, du sulfate d'atropine, du chlorhydrate de morphine, du chlorhydrate de cocaïne, des azotate, chlorhydrate et sulfate d'ammoniaque, des bromures de potassium et d'ammonium, des tartrates acide et neutre de potasse, de l'alun de potasse, du phosphate de soude, des sulfates de magnésie, de cuivre, de nickel et du cyanure de potassium. Les tubes au nombre de cent cinquante environ qui contenaient ces vingt-quatre substances se sont desséchés rapidement sans qu'il y ait eu apparence de culture. Comme ils occupaient tous l'étage inférieur de l'étuve nous supposons que la température y était plus élevée que celle qu'accusait le thermomètre placé à l'étage supérieur. Nous espérons reprendre ultérieurement ces expériences.

Dans l'énumération des agents dont nous nous sommes servis, nous avons suivi l'ordre qui est adopté dans les traités de chimie : nous examinerons successivement les métalloïdes et leurs composés, les métaux, les alcools, la série aromatique, enfin les alcaloïdes.

Hydrogène. — Le bacille de la tuberculose étant un aérobie nous n'avons point songé à le placer dans l'hydrogène pur; un courant de gaz a simplement passé dans le tube à air libre et s'est mélangé avec celui qui y était contenu. Nulle apparence de culture au bout de trois semaines.

Acide carbonique. — Protoxyde d'azote. — Peroxyde d'azote. — Résultats négatifs. Il est vrai que, pressé par le temps, nous avons fait l'examen six jours après l'ensemencement.

Acide sulfureux. — Plusieurs gouttes d'une solution aqueuse saturée ont été instillées au fond du tube. La matière inoculée était donc simplement au contact du gaz dégagé de cette solution à la température de l'étuve. Le bacille ne commence à cultiver que lorsqu'il n'y a plus qu'une seule goutte de cette solution. Au-dessus d'une goutte, il y a arrêt.

Iode. — Des cristaux d'iode nageant dans la partie liquide qui se produit toujours après la solidification de la gélose n'ont pas entravé le développement de la culture. Il y a néanmoins lieu de se demander si la matière organique coagulée autour du cristal n'a pas empêché la dissémination des vapeurs dans le tube.

Iodure de potassium. — Quand le milieu contient $\frac{1}{100}$ d'iodure de potassium, résultat négatif. Pour toutes les doses inférieures la culture se développe assez bien, même au bout du dixième jour.

Acide hydrofluosilicique. — L'acide fluorhydrique corrodant le verre, nous avons dû renoncer à son emploi. Nous avons alors expérimenté l'acide hydrofluosilicique qui nous a donné des résultats remarquables. Quinze tubes ont reçu des doses variables de ce produit. Jamais nous n'avons vu la moindre trace de développement : la strie d'inoculation était à peine visible et complètement transparente. Pour les doses élevées, il est certain que le milieu devenu acide était naturellement impropre à la culture, mais à celles de $\frac{1}{1000}$ et $\frac{1}{5000}$ l'alcalinité de la gélose n'a point été changée.

Fluosilicate de potasse. — Pour éviter à coup sûr de rendre le milieu acide, nous avons essayé un sel alcalin, le fluosilicate de potasse. On sait qu'il exige 830 parties d'eau froide pour se dissoudre. Dans un milieu qui en est saturé il n'y a pas de culture possible.

Fluosilicate de fer. — Ce sel, au contraire, est soluble et quelles qu'aient été les proportions, il a donné le même résultat que le précédent.

Fluorure de sodium. — Le développement commence à se faire quand le milieu n'en renferme que $\frac{1}{500}$. A $\frac{1}{1000}$ il est d'ailleurs très peu marqué.

Phosphore. — Comme pour l'iode, nous avons laissé tomber dans les tubes des fragments de phosphore blanc : quoiqu'à la température ordinaire il émette des vapeurs alliacées très appréciables, la culture ne s'en est pas moins faite et a présenté un développement remarquable.

Acide arsénieux. — Il faut descendre à $\frac{1}{1000}$ pour voir se produire un faible accroissement du bacille.

Arséniate de soude. — Dans la liqueur de Fowler, même à la dose de dix gouttes pour cinq grammes de gélose, le développement se fait assez bien.

Tartrate double d'antimonyle et de potassium. — Les tubes contenant de l'émétique n'ont rien donné : il est vrai que l'incubation n'avait duré que huit jours.

Acide borique. — Il semble être nuisible à l'évolution du bacille. — Un seul tube n'en contenant que $\frac{1}{1000}$ a donné l'apparence d'un début de l'extension au delà du point inoculé.

Biborate de soude. — A $\frac{1}{500}$ résultat négatif; à $\frac{1}{500}$ culture médiocre ; à $\frac{1}{1000}$ culture très belle.

Silicate de soude. — Le bacille ne se développe pas dans les tubes qui en contiennent.

Azotate de potasse. — Quelle qu'en soit la proportion les cultures sont prospères.

Azotite de potasse. — Développement médiocre et même nul à la dose de 0,05 centigrammes par tube de gélose.

Chlorate de potasse. — Comme pour le précédent.

Polysulfure de potassium. — Développement absolument nul dans les six tubes contenant des proportions variées. Il est probable que ce composé est une source d'hydrogène sulfuré.

Acétate de soude. — A $\frac{1}{500}$ une maigre culture apparaît.

Hyposulfite de soude. — Quatre tubes sur six ont donné lieu à un développement médiocre.

Phosphomolybdate de soude. — Les cultures se font très bien et rapidement.

Sulfite de soude. — Quoique retardées, elles prolifèrent.

Sulfate de soude. — Elles sont assez belles.

Sulfovinate de soude. — Elles y sont moins étendues.

Ammoniaque. — Les vapeurs ammoniacales entravent tout développement.

Alun ammoniacal. — Les cultures commencent à naître quand le tube ne contient que $\frac{1}{500}$ de cet alun.

Chlorure d'aluminium. — Ne gêne en rien la culture.

Sulfate d'alumine. — Cinq centigrammes liquéfient le milieu. — Le développement de la colonie est à peine appréciable à $\frac{1}{1000}$.

Tartrate de fer et de potasse. — Nous avons eu des

résultats contradictoires dont nous ne pouvons tirer aucune conclusion.

Sulfate et lactate de zinc. —. Lorsque les tubes ne contiennent plus que deux centigrammes de sel pour cinq grammes d'agar-agar, la culture commence à naître.

Azotate et chlorure de cobalt. — Développement appréciable.

Alun de chrôme. — Le microbe y prolifère.

Bichromate d'ammoniaque. — Sur six tubes, six résultats positifs.

Bichromate de potasse. — Expériences contradictoires : mais il est probable qu'il doit se comporter comme le précédent et ne pas entraver le développement du bacille.

Iodure mercurique. — On sait que le biiodure de mercure est très peu soluble ; une partie exige 150 parties d'eau froide. Nous en avons mis en excès dans les tubes qui à la quatrième stérilisation s'en sont saturés dans toute la masse. Toujours le développement de la colonie a pu se faire.

Sulfocyanure de potassium. — Le bacille de la tuberculose y cultive très bien, même dans des milieux à $\frac{1}{100}$.

Ferrocyanure de potassium. — Il en est de même pour le ferrocyanure alcalin.

Ferricyanure de potassium. — Le développement y est plus faible.

Alcool éthylique. — Les vapeurs d'alcool ne semblent pas entraver outre mesure les cultures.

Alcool méthylique.— Leur marche y est beaucoup plus lente, a même été nulle dans la moitié des cas.

Ether. — Le développement ne fait que commencer au neuvième jour.

Carbamate d'éthyle. — Pour une dose de cinq centigrammes d'uréthane dans cinq grammes de gélose, les tubes restent stériles. A $\frac{1}{1000}$ la culture est très belle.

Chloroforme. — Les cultures y sont maigres mais manifestes au neuvième jour.

Iodoforme. — Pour nous rendre compte de son action, nous avons mis de l'iodoforme finement pulvérisé en suspension dans l'agar, de façon à le répartir dans la masse aussi bien que possible au moment du refroidissement. Dans d'autres tubes nous nous sommes contenté de le répandre à la surface. Dans quelques-uns nous avons versé de l'éther iodoformé : l'éther s'évaporant, l'iodoforme porphyrisé se trouvait très également réparti dans la gélose. Chaque fois que nous avons mis une nouvelle série de tubes à l'étuve, nous en avons toujours mis un certain nombre à l'iodoforme, et sur les vingt mis en expérience nous avons constaté un retard constant dans l'éclosion de la culture qui reste médiocre, mais n'en n'est pas moins évidente. Toujours les tubes ont permis de sentir l'odeur pénétrante du corps en suspension.

Chloral. — Le bacille cultive même quand le milieu contient $\frac{1}{100}$ de chloral.

Aldéhyde. — Trois fois sur cinq l'inoculation a réussi.

Acétone. — Il en a été de même dans la moitié des cas.

Acide acétique. — La stérilité absolue des tubes a tenu à l'acidité du milieu de culture : lorsque la dose a été très réduite, l'acétate de soude formé a agi comme ailleurs.

Acide oxalique. — Après avoir précipité les sels de chaux du milieu nutritif, il n'a, sous forme d'oxalate de chaux, nullement entravé la culture.

Oxalate neutre de potasse. — Trois résultats positifs contre deux négatifs.

Essence de térébenthine. — Les cultures sont de faible étendue.

Benzine. — Le développement s'effectue avec une grande lenteur dans la vapeur de benzine et est à peine apparent au bout de trois semaines.

Nitrobenzine. — Il s'y fait à peu près dans les mêmes conditions.

Terpine. — Prolification peu abondante mais réelle; il est bon de savoir qu'elle n'est soluble que dans 200 parties d'eau froide.

Terpinol. — Elle s'y produit assez bien.

Bromure de camphre. — Les cultures y viennent très bien.

Acétanillinide. — Idem.

Acétophénone. — Une ou deux gouttes n'empêchent par la culture: dans des vapeurs plus concentrées elle ne se fait point.

Benzophénone. — Ce corps est insoluble dans l'eau mais légèrement volatil. Le bacille prolifère bien à la surface de l'agar.

Acide picrique. — Quoique donnant un léger précipité, toute la masse de gélose prend une teinte jaune uniforme. Trois fois sur cinq nous avons pu voir l'extension de la culture autour de la strie d'inoculation.

Résorcine. — Deux tubes seulement sur six sont restés stériles.

Toluène. — Dans les vapeurs de toluène trois tubes sur quatre ont montré une médiocre culture.

Créosote. — Ses vapeurs n'entravent pas l'extension du bacille à la surface de l'agar.

Acide benzoïque. — En faible concentration il laisse aux cultures prendre une très belle apparence ; à $\frac{1}{100}$ et à $\frac{1}{200}$ il y a arrêt.

Benzoate de soude. — Les mêmes remarques sont applicables à ce sel.

Acide salicylique. — Il ne gêne en rien l'extension du microbe, même à $\frac{1}{200}$.

Aldéhyde salicylique. — Idem.

Sulfite salicyl sodium. — Faible développement.

Salol. — Idem et seulement à $\frac{1}{1000}$.

Acide pyrogallique. — En absorbant de l'oxygène, il donne à toute la gélose une teinte noirâtre : à la surface on distingue néanmoins l'extension lente de la culture.

Naphtaline mononitrée. — **Naphtylsulfite de soude B.** — Nous regrettons vivement que les vingt tubes à la naphtaline et au naphtol aient subi l'altération dont nous parlons plus haut. Mais si avec la nitronaphtaline insoluble nous n'avons eu que des résultats douteux, les cultures se sont montrées prospères sur le naphtylsulfite de soude, sel très soluble dans l'eau.

Huile de naphte. — Dans les vapeurs qu'elle émet le développement du bacille paraît seulement amoindri.

Essence d'Eucalyptus. — Dans l'atmosphère saturée

de cette essence le microbe s'étend d'une façon manifeste.

Eucalyptol. — Il en est de même pour ce dernier quoique l'extension soit un peu moins active.

Menthol. — Il semble beaucoup plus efficace que les précédents : la raie d'inoculation n'apparaît que comme une strie blanche à peine perceptible.

Acide nicotique. Le développement est complètement entravé ; nous avons omis de constater la réaction du milieu de culture au papier tournesol.

Caféine. — N'arrête nullement les progrès de la végétation bacillaire.

Coniférine. — Très belle culture.

Urée. — Acide urique. — Tous deux ne sont nullement défavorables à l'extension des colonies.

Leucine. — Cette substance nous a donné des résultats tout à fait surprenants. Les cultures y sont extraordinairement luxuriantes : ce sont les plus belles que nous ayons obtenues. Aussi pensons-nous qu'il est bon d'ajouter un supplément de leucine à la faible quantité qui se trouve déjà naturellement dans le bouillon, si on veut obtenir un beau résultat dans la culture du bacille de la tuberculose.

Nous pourrions classer dans l'ordre suivant nos résultats :

Il est un certain nombre d'agents chimiques qui n'entravent en rien la culture du bacille de la tuberculose et où les colonies se développent d'une façon remarquable. Ce sont :

Acide benzoïque	Coniférine
Acide salicylique	Ferrocyanure de potassium
Acide urique	Leucine
Aldéhyde salicylique	Phosphomolybdate de soude
Benzoate de soude	Phosphore blanc
Biborate de soude	Sulfocyanure de potassium
Bromure de camphre	Urée
Chloral	Uréthane

Une seconde catégorie comprend ceux où les cultures sont évidentes, mais moins prospères et plus lentes à se mettre en train :

Acétanilide	Chlorure de cobalt
Acétone	Essence de térébenthine
Aldéhyde	Essence d'eucalyptus
Alun ammoniacal	Eucalyptol
Alun de chrôme	Ferricyanure de potassium
Arséniate de soude	Iodure de potassium
Azotate de cobalt	Lactate de zinc
Azotate de potasse	Naphtylsulfite de soude
Benzophénone	Sulfate de soude
Bichromate d'ammoniaque	Sulfate de zinc
Biiodure de mercure	Sulfite de soude
Caféine	Résorcine
Chlorate de potasse	Terpine
Chlorure d'aluminium	Terpinol

D'autres semblent amener un retard notable dans le développement du bacille : même lorsque les tubes d'agar en contiennent une faible dose, l'éclosion est peu appréciable :

Acétate de soude	Ether
Acétophénone	Fluorure de sodium
Acide arsénieux	Huile de naphte
Acide borique	Hyposulfite de soude
Acide picrique	Iodoforme
Acide pyrogallique	Menthol
Acide sulfureux	Nitrobenzine
Alcool éthylique	Oxalate neutre de potasse
Alcool méthylique	Salol
Azotite de potasse	Sulfate d'alumine
Benzine	Sulfite salicyl sodium
Créosote	Sulfovinate de soude
Chloroforme	Toluène

Enfin il en est un petit nombre qui stérilisent complètement le milieu, ce sont :

Acide hydrofluosilicique	Fluosilicate de potasse
Ammoniaque	Polysulfure de potassium
Fluosilicate de fer	Silicate de soude

CONCLUSIONS

. Le bacille de la tuberculose présente une résistance vitale considérable : on peut retarder son développement, faire que sa prolification s'accomplisse avec une grande lenteur ; on ne peut que difficilement l'arrêter complètement.

Un grand nombre de corps chimiques semblent lui être indifférents et il est inutile de chercher dans notre seconde catégorie, à plus forte raison dans la première, un agent capable d'empêcher sa pullulation dans l'organisme.

Beaucoup d'autres paraissent le gêner plutôt que le vaincre et toutes les substances que nous avons rangées dans notre troisième groupe sont à expérimenter de nouveau, mais alors sur une plus grande échelle et surtout en prolongeant la durée d'incubation des cultures : cela permettra de vérifier si la nature du milieu ne fait qu'apporter un retard à l'extension du bacille ou si après une légère poussée la colonie finit par s'étioler et s'éteindre.

Enfin le dernier groupe comprend quelques substances qui ont entravé entièrement la culture : ce sont elles qu'il est maintenant facile, vu leur petit nombre, d'expérimenter sur les animaux. L'élimination que nous avons ainsi faite de tous les agents qui se sont montrés infidèles permet de poursuivre l'étude d'un nombre restreint de substances sur le milieu vivant, sur l'animal malade. C'est cette autre série d'expériences que nous nous promettons prochainement d'entreprendre.

Nous ferons encore remarquer combien on pourrait se méprendre en tentant la cure des tuberculoses par un certain nombre de substances chimiques réputées très-antiseptiques : elles le sont effectivement, mais pour d'autres espèces bactériennes : l'expérience clinique de tous les jours montre que le biiodure de mercure, l'acide benzoïque, l'acide salicylique, le borax sont des médicaments qui tuent les germes de l'air dans les plaies et ailleurs, les micrococques de la suppuration et quantité d'autres bactéries ; mais nous croyons pouvoir affirmer que leur efficacité est nulle contre une espèce particulière, le bacille de la tuberculose.

On s'étonnera peut-être encore de nous voir ranger parmi les substances qui n'arrêtent pas le développement du bacille l'essence d'eucalyptus et l'eucalyptol, par exemple, dont beaucoup de cliniciens se sont merveilleusement trouvé dans le traitement de la phtisie pulmonaire. Mais il est une chose que beaucoup de thérapeutes semblent oublier, c'est que chez le phtisique à forme chronique, il n'y a pas que l'infection bacillaire ; il y a des ulcérations, des sortes de fistules pulmonaires par lesquelles les produits de destruction du parenchyme sont expectorés au dehors ; les microbes de la suppuration, les microbes de l'air y pénètrent, trouvent de nombreuses surfaces dénudées s'y cultivent et vivent en très bonne intelligence à côté du bacille, sans lui nuire. Il suffit pour s'en convaincre d'examiner un crachat de tuberculeux; si, avant d'employer la méthode de décoloration par les acides qui fait disparaître toutes les autres bactéries, on colore le crachat par les couleurs d'aniline, on y trouve, à côté de l'agent spécifique, de nombreuses variétés de micrococques et de bacilles de toute espèce qui ne sont pas, croyons-nous, un facteur à négliger dans l'évolution de la phtisie chronique. Or l'eucalyptol, les essences, sont des balsamiques dont la voie d'élimination se fait en partie par le poumon; il est fort probable qu'ils agissent sur toutes ces bactéries, étrangères si l'on veut à la maladie principale, mais auxiliaires du microbe de la tuberculose dans leur œuvre de destruction.

Nous ne voulons pas dire par là que la clinique se montrera toujours en défaut lorsqu'il s'agira de thérapeutique et que la méthode expérimentale est le seul guide en cette matière. Nos expériences sont une preuve du contraire; l'acide fluorhydrique que l'on étudie en ce moment au point de vue clinique dans le monde médical est précisément de la même famille que les fluosilicates alcalins.

INDEX BIBLIOGRAPHIQUE

Bouchard. — Sur le naphtol. *Bull. académie des sciences*, séance du 24 octobre 1887.

Chabannes et Perret. — Expériences destinées à rechercher l'action sur le bacille tuberculeux de la solution d'eucalyptol à 5 0/0. *Lyon médical*, 3 avril 1887.

Coze et Simon. — Recherches de pathologie et de thérapeutique expérimentale sur la tuberculose. *Bull. génér. de thérapeutique*, 30 mars 1884.

Filleau et Petit. — Recherches expérimentales et cliniques sur le traitement aseptique de la phtisie pulmonaire, 1887.

Franck. — Réaction des matières infectieuses sur les sucs digestifs. *Deutsche med. Woch.*, n° 20, 1884.

Gosselin. — Sur l'atténuation du virus de la tuberculose. *Études sur la tuberculose*, 1er fascicule, 1887.

Korab. — Sur l'hélénine. *Comptes rendus de l'Acad. des Sciences*, août 1882.

Lajoue. — Recherches expérimentales sur la contagion de la tuberculose par les inhalations de crachats de phtisiques et sur quelques moyens prophylactiques proposés. Thèse de Nancy, 1884.

H. Martin. — Communication de Seiler et Garcin à l'Académie de médecine, 1887.

Niepce. — *Bulletin de l'Acad. de Médecine*, 29 janvier 1884.

Parrot et H. Martin. — Recherches expérimentales ayant pour but de transformer le tubercule vrai et infectieux en corps étranger inerte sous l'influence des réactifs divers. *Revue de Médecine*, 1883.

Pilatte. — Recherches expérimentales sur le bacille de la tuberculose. Thèse de Montpellier, 1885.

Rovsing. — Hat das iodoformo eine antituberculöse Wirkung? *Forkschrifte der medicin*, n° 9, 1887.

Schill et Fischer. — *Mittheilungen aus dem K. Gesundheisamte*, 1884.

Sormani et Brugnatelli. — Ricerche sperimentali sui neutralizzanti del bacillo tubercolare a scopo profilattico et terapeutico. *Annali universali*, février 1885.

Vallin. — *Bulletin de l'Acad. de médecine*, 17 janvier 1883.

IMPRIMERIE LEMALE ET Cie, HAVRE

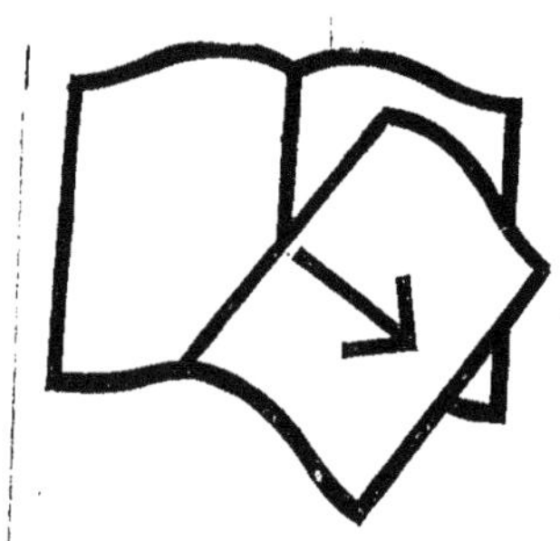

Documents manquants (pages, cahiers...)
NF Z 43-120-13

www.ingramcontent.com/pod-product-compliance
Ingram Content Group UK Ltd.
Pitfield, Milton Keynes, MK11 3LW, UK
UKHW020354220726
13923UKWH00004B/1631

9 782016 201053